孩子认本草

水里的小中药

马增斌 主编

中国轻工业出版社

前言

很多小朋友生活的地方都会有一条小小的河，它们或许是村庄外的小溪，又或许是城郊的护城河。哗啦啦的水流过，带给小朋友很多童年的欢乐。还有的小朋友随爸爸妈妈去过海边，在海边堆沙堡、捡贝壳……无论是小河还是大海，水里的世界总是充满了奥秘和乐趣，让我们着迷。

小河、大海和池塘里也藏着本草中药的秘密。小河里有长着胡须、跑得飞快的泥鳅和慢吞吞走不快的乌龟；海滩上有四处散落的贝壳，贝壳里藏着亮闪闪的珍珠；礁石上紧紧和石头连在一起的牡蛎，貌不惊人却鲜美无比；还有海面上飘飘荡荡的海浮石，随海浪起伏，永远不沉落……

大海的浅处，有自由摇摆身躯的海带（昆布）；大海的深处，胆小的乌贼在游泳；大海的底部，胖嘟嘟的海参一动不动。

这些小河和大海里的动植物不仅可爱有趣，还有着独特的药用价值。其实，它们都是可以入药的中药材，有的已经有上千年的药用历史。作为中药材，它们各有"奇功"，有着你不知道的另一面，快来了解它们吧！

目录
CONTENTS

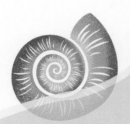

珍珠
安神定惊

我是珍珠，常常作为装饰品出现。因为我摸起来光滑细腻，还有银白色、黄白色、淡粉红色、浅蓝色等多种色彩，深受大众喜爱。我还是名贵的中药材，既能安神，还能美白祛斑，很受女孩子的欢迎呢。

【性味】味甘、咸，性寒

【主治】心慌，心烦失眠，惊风癫痫，口舌生疮，咽喉溃腐，疮疡久不收口，小儿惊风惊啼等

【功效】安神定惊，明目消翳（消除遮挡物），解毒生肌，清热坠痰等

取出珍珠

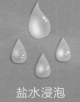
盐水浸泡

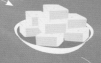
同豆腐煮
2 小时

打开

磨成粉

我是这样变成中药的

　　我生活在蚌壳里面，如果你想拿到我，需要先借助工具把蚌壳打开，把我取出来。我被取出来后，要放在盐水中浸泡 10 分钟，洗净，用干净的布包好，同豆腐一起煮 2 个小时后取出，磨成很细很细的珍珠粉，否则食用后不易吸收，敷在皮肤上也不易被皮肤吸收。我和豆腐在一起煮，是因为豆腐中的一些成分可以和我产生反应，增进我的安神定惊等功效。

我从这里来

　　我来自贝类动物体内。当有砂粒或者小虫等外来物偶然入侵蚌体，而蚌又无法将这些杂物排出去，如同人的眼睛里进了沙子一般时，贝壳会又疼又痒，为了减轻自己的痛苦，最后只能不断地分泌珍珠质，将其包裹起来，形成了珍珠囊。久而久之，越包越厚，形成一层厚厚的珍珠质后，就变成了现在所见到的美丽的我——珍珠。

长得更强壮

　　小朋友长高个，少不了要补钙。珍珠粉中含有丰富的钙，比一般的补钙剂还要多，而且天然易吸收。小朋友可以通过珍珠粉补钙，在服用珍珠粉补钙时，就不需要服用其他补钙产品了。但珍珠粉不能乱吃，只有在专业医生指导下才能够食用哦。

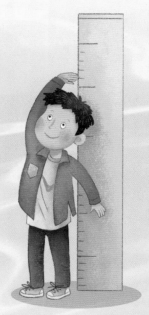

安神定惊

　　珍珠粉中含有多种氨基酸和微量元素，可以安神定惊，有利于缓解受到惊吓后心神不宁的症状。

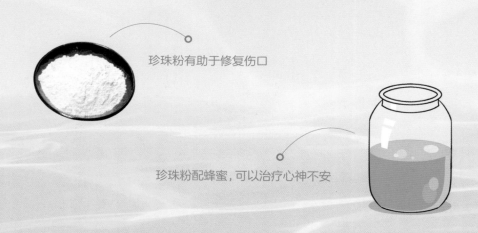

珍珠粉有助于修复伤口

珍珠粉配蜂蜜，可以治疗心神不安

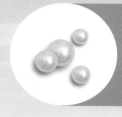

生活中的本草

珍珠分为海水珍珠和淡水珍珠。我国是世界上最主要的淡水珍珠出产国和消费国。早在东汉时期，广西地区出产的"南珠"就已享有盛名，被誉为"国宝"。

珍珠粉做面膜

　　珍珠含有很多营养成分，敷在皮肤上，可以让皮肤变得更加细腻美白。小朋友，今天教你如何做珍珠粉蜂蜜面膜，可以和妈妈一起做，但要注意安全哦。

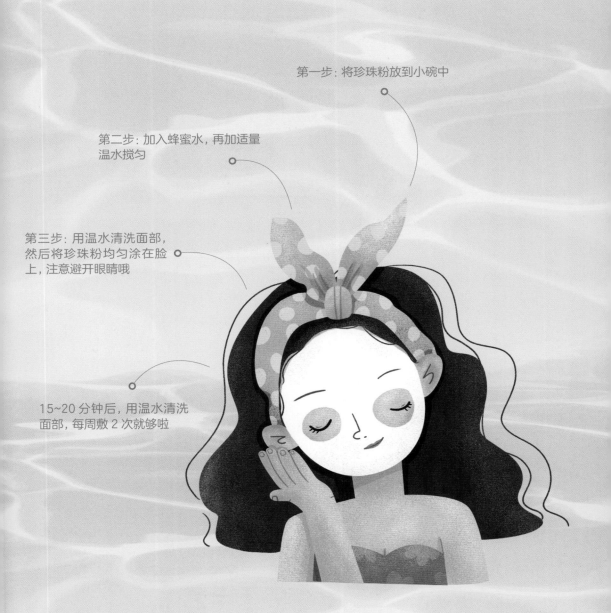

第一步：将珍珠粉放到小碗中

第二步：加入蜂蜜水，再加适量温水搅匀

第三步：用温水清洗面部，然后将珍珠粉均匀涂在脸上，注意避开眼睛哦

15~20 分钟后，用温水清洗面部，每周敷 2 次就够啦

珍珠母

镇静安神

我是珍珠母，是蚌科动物三角帆蚌等的贝壳。如果你住在海边，对我一定不陌生，我常常散落在海边，你俯身就可以拾起。我常被拿来做装饰品，使看到我的人想到大海。而且我也是一味能镇静安神的中药材，对失眠、心烦意乱等症状都有明显缓解作用。

【性味】味咸，性寒

【主治】头晕目眩，肝虚目昏，惊悸失眠，湿疹等

【功效】平肝潜阳，清肝明目，安神定惊，收湿敛疮

听音频认本草

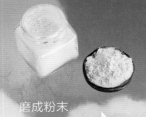
磨成粉末

我是这样变成中药的

　　在古代，一般是将珍珠母磨成粉末或者用火烧，叫作"煅法"。如果只将它打碎成粗颗粒，还是很坚硬，也不溶于水，即使煎煮，有效成分也难以释放，影响药用效果。于是就用煅法，让珍珠母变得"酥脆"。经过火烧，珍珠母更容易被碾磨成粉末状，发挥更大的药用价值。

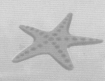
火烧

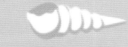

我从这里来

　　我来自三角帆蚌、褶纹冠蚌或者珍珠贝科动物马氏珍珠贝等的贝壳。其中，三角帆蚌和褶纹冠蚌主要生活在江河、湖泊、池塘等水体的底泥中，马氏珍珠贝则主要分布于我国的南海。

抗过敏

小朋友还在长身体，免疫力比较低，对外界的物质也比较敏感，很容易出现过敏症状。珍珠母有一定的抗过敏作用，可以有效抵抗外来刺激，从而减少过敏症状的发生。

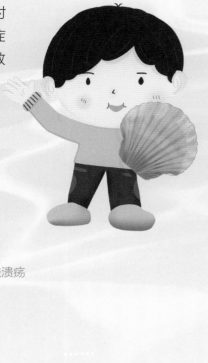

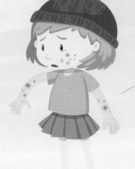

珍珠母可以治疗皮肤溃疡

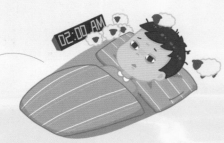

珍珠母搭配酸枣仁熬汤，可以镇静安神，帮助睡眠

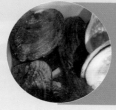

生活中的本草

珍珠母和珍珠一样，是一种含钙量特别高的中药材，而且易于被我们吸收和利用，具有明显的补钙作用，可以预防缺钙，提高骨骼密度，促进骨骼发育，有助于小朋友长高。食用前要咨询医生，看看你是否可以食用珍珠母哦。

珍珠母明目

明朝时，有一个叫成宇的考生。他从小努力读书，但由于长时间秉烛夜读，油灯昏暗，加上用眼过度，经常看不清楚东西。有一年，朝廷举行院试，他提前一个月就出发了。

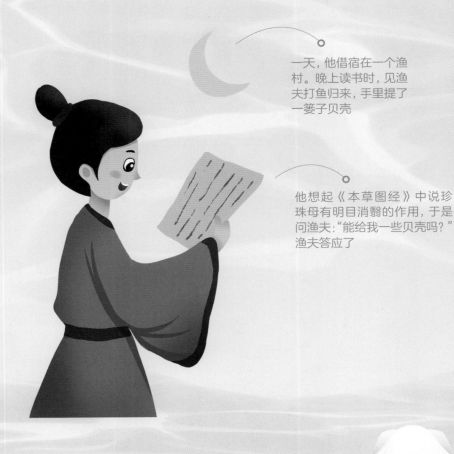

一天，他借宿在一个渔村。晚上读书时，见渔夫打鱼归来，手里提了一篓子贝壳

他想起《本草图经》中说珍珠母有明目消翳的作用，于是问渔夫："能给我一些贝壳吗？"渔夫答应了

他将珍珠母烧到酥脆，磨碎后再用水煮一下，每天服3次，连服两天，视力改善了许多。于是，他带了些珍珠母继续上路赶考，并最终考中秀才

牡蛎

平肝潜阳

　　我是牡蛎。生活中，牡蛎又叫海蛎子或者生蚝，是一种贝壳类动物，喜欢生活在江河的入海口附近。中医里提到我，可不是指牡蛎肉，而是指牡蛎的壳，可以治疗失眠、胃酸过多、出汗异常等。

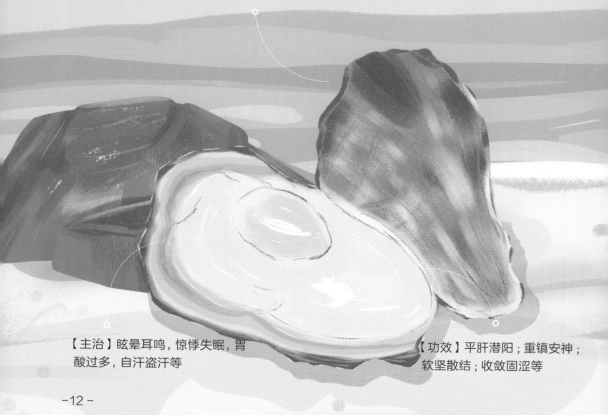

【性味】味咸，性微寒

【主治】眩晕耳鸣，惊悸失眠，胃酸过多，自汗盗汗等

【功效】平肝潜阳；重镇安神；软坚散结；收敛固涩等

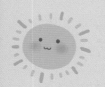

洗净、晒干

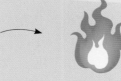

大火加热

取下外壳

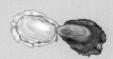

放凉后碾碎

我是这样变成中药的

牡蛎一般附着在海边的礁石上，需要用工具撬下来，但要注意安全哦。

把我洗净、晒干，再用大火烧到酥脆并碾碎，就成为中药了，可以治疗胃酸、胃痛等。

我从这里来

我来自牡蛎的外壳。牡蛎一般喜欢待在海边的礁石上，主要吃一些细小的浮游动物和藻类。随着牡蛎慢慢长大，外壳也越来越大，越来越坚硬。等到牡蛎长大后，就可以被采来制成药，发挥更大的价值。

牡蛎肉促进身体生长

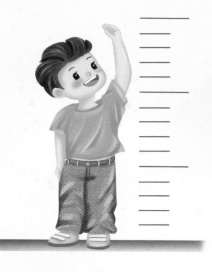

牡蛎肉中含有丰富的牛磺酸，牛磺酸具有一定的抗炎、杀菌的作用，能够增强机体的免疫力。具有过敏体质的孩子，食用牡蛎时要观察是否有过敏反应。牡蛎肉属于高蛋白的食物，孩子一次不要进食过多，以免导致胃肠功能紊乱。

牡蛎肉提高智力

牡蛎肉含有丰富的锌。锌元素可以让小朋友更好、更快地长大，而且它是大脑发育的重要元素，可以让你变得更聪明。

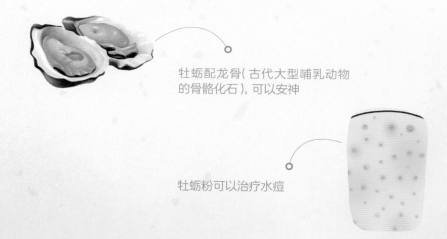

牡蛎配龙骨（古代大型哺乳动物的骨骼化石），可以安神

牡蛎粉可以治疗水痘

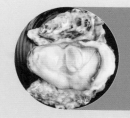

生活中的本草

牡蛎壳不但是一味中药，还可以用作装饰品，为你的房间增添大海的气息。小朋友，发挥你的想象力，试着动手改造一下牡蛎壳吧，不过要注意安全哦。

冷水蛎子热水蛤

民间有一句俗语：冷水蛎子热水蛤。意思是说，天气冷、海水温度较低的时候，牡蛎肉特别好吃；天变热，海水温度升高以后，就要改吃蛤蜊。

牡蛎肉的最佳食用时间是每年的11月到来年4月。每年的5~8月是牡蛎繁殖期，且牡蛎肉味道不佳，因此不建议此时捕食牡蛎

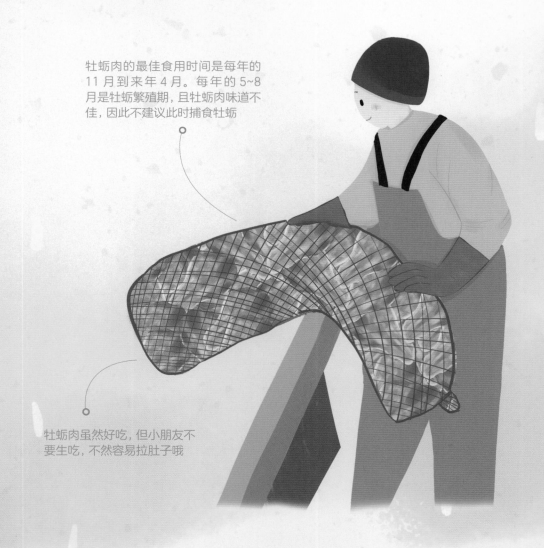

牡蛎肉虽然好吃，但小朋友不要生吃，不然容易拉肚子哦

龟甲
养血强骨

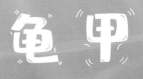

小朋友，你听说过甲骨文吗？这可是我国最早的文字。这些文字有的就写在我的身上。我就是龟甲。在古代，我常被用来占卜，预测未来要发生的事。同时我还是一味中药材，可以强健身体、提高免疫力呢。

【性味】味甘、咸，性微寒

【功效】滋阴潜阳，益肾强骨，养血补心

【主治】阴虚潮热，骨蒸盗汗，眼涩口干，筋骨酸软，健忘

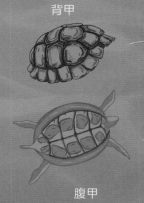

背甲

腹甲

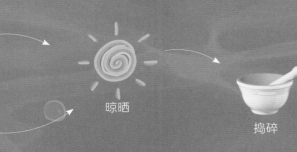

晾晒

捣碎

我是这样变成中药的

乌龟的甲壳有两大块，一个是上甲（背甲），一个是下甲（腹甲），背甲及腹甲由甲桥相连，背甲比腹甲要大一些。经过晾晒、捣碎，背甲和腹甲都可以入药。

我从这里来

我来自乌龟的甲壳，也是乌龟的"避难所"。乌龟一般生活在温暖的亚热带，喜欢栖息在湖畔、小河、池畔旁，河里的小鱼、小虾、田螺等都是它的食物。乌龟是一种变温动物，体温会随着外界气温的变化而变化，听起来很有趣吧。

提高机体免疫力

　　龟甲可以提高机体免疫力，可用于治疗口干舌燥、心烦易怒、头发和皮肤干枯、失眠多梦、咽痛等症状。

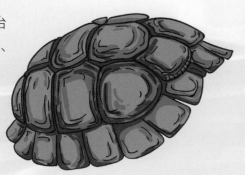

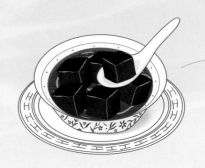

龟苓膏可以治疗皮肤瘙痒

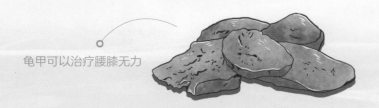

龟甲可以治疗腰膝无力

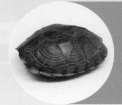

生活中的本草

龟甲有助于滋补我们的身体里的"阴"，把身体里的"火"调节到合适的温度。小朋友，生活中要注意"阴阳平衡"，爱护自己的身体，多做对身体有好处的活动，吃健康的食物哦。

滋阴除内热

　　龟甲最大的功能是滋阴，也就是"滋养阴液"。中医认为，我们身体里的血液、唾液等属于阴。

阴不足就会"阳盛"，身体变得像个"大火炉"，嘴里干渴，眼睛干涩，皮肤也变得粗糙

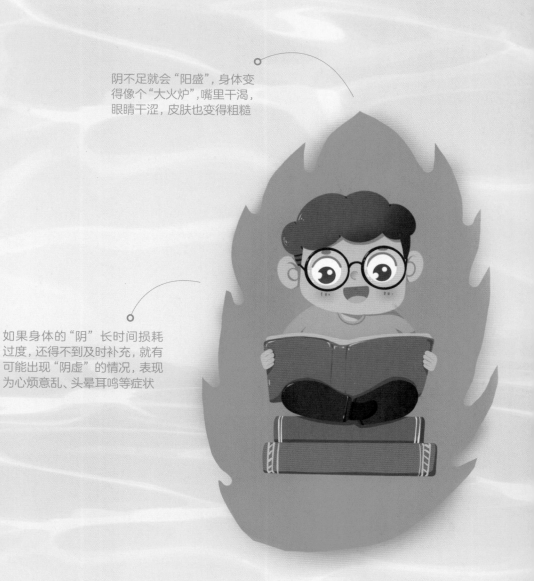

如果身体的"阴"长时间损耗过度，还得不到及时补充，就有可能出现"阴虚"的情况，表现为心烦意乱、头晕耳鸣等症状

荷叶
清热解暑

"毕竟西湖六月中，风光不与四时同。接天莲叶无穷碧，映日荷花别样红"，小朋友，这首诗你读到过吗？我就是那碧绿的荷叶，也是一味中药哦。

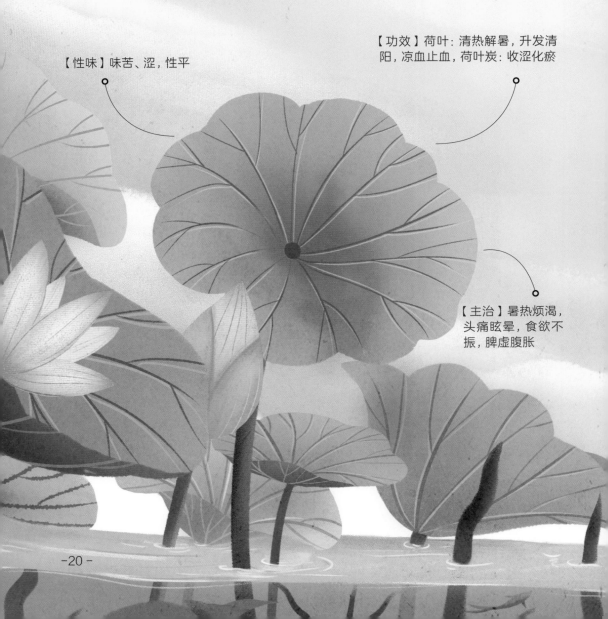

【性味】味苦、涩，性平

【功效】荷叶：清热解暑，升发清阳，凉血止血，荷叶炭：收涩化瘀

【主治】暑热烦渴，头痛眩晕，食欲不振，脾虚腹胀

采摘新鲜荷叶

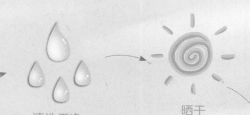

清洗干净

晒干

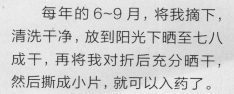

撕成小片

听音频认本草

我是这样变成中药的

每年的 6~9 月，将我摘下，清洗干净，放到阳光下晒至七八成干，再将我对折后充分晒干，然后撕成小片，就可以入药了。

我从这里来

我是水生植物——莲的叶子。莲是多年生植物，喜欢生长在平静的浅水、湖沼、泽地、池塘等处。春季的时候，我开始萌芽、生长；初夏时节，我慢慢地浮出水面，如同诗里写的一样，"小荷才露尖尖角，早有蜻蜓立上头"；到了盛夏，你就可以看到碧绿的莲叶随风摇曳了。

促进肠道蠕动

　　荷叶含有丰富的纤维，适量饮用荷叶茶，可以促进肠道蠕动，起到润肠通便、预防便秘的作用。

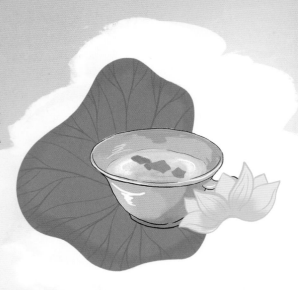

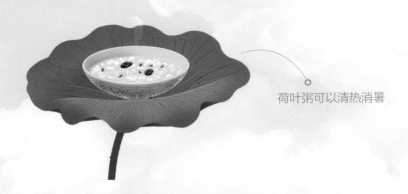

荷叶粥可以清热消暑

干荷叶配决明子泡水，有利于瘦身

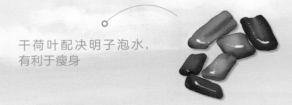

荷花浑身都是宝

荷花是莲科莲属植物，可谓"浑身都是宝"，无论是莲子、莲子心、莲蓬还是荷叶，都具有食用或药用价值。

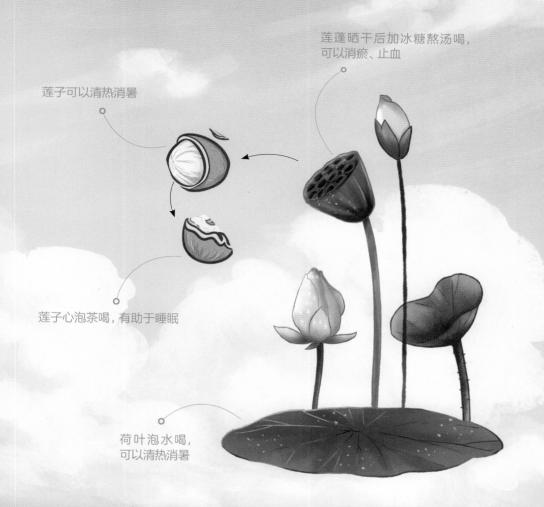

莲蓬晒干后加冰糖熬汤喝，可以消瘀、止血

莲子可以清热消暑

莲子心泡茶喝，有助于睡眠

荷叶泡水喝，可以清热消暑

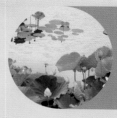

生活中的本草

夏天的时候，将新鲜的荷叶用开水烫一下，再过凉，漂洗，用来包裹鸡肉等蒸食，清香可口，能增进食欲。

乌贼骨
止血良药

我是乌贼的内壳——乌贼骨。有人可能会问，乌贼还有壳吗？其实，乌贼属于贝类，为了适应海洋生活，外壳逐渐退化到身体里面，才成为乌贼骨。在中医里，我又被叫作"海螵蛸"，是一味止血的中药材。

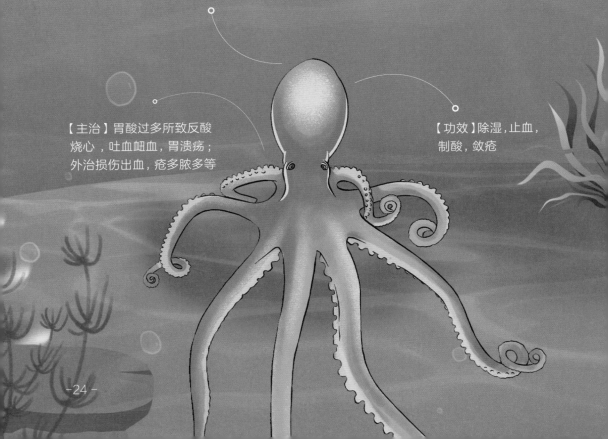

【性味】味咸、涩，性温

【主治】胃酸过多所致反酸烧心，吐血衄血，胃溃疡；外治损伤出血，疮多脓多等

【功效】除湿，止血，制酸，敛疮

听音频认本草

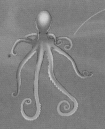

鲜乌贼 → 取出 → 洗净 → 晒干

我是这样变成中药的

　　我被取出后，经洗净、晾晒，就可以作为中药使用啦。很多沿海的渔民在吃完乌贼之后，会把我晒干，然后研成细末，用于止血，效果很不错哦。

我从这里来

　　我是乌贼骨，学名"海螵蛸"，来自乌贼的内壳。乌贼是一种会"喷墨"的动物，遇到敌人时会以"喷墨"的方式逃跑，因而也被称作"墨鱼"。乌贼分为头、足和躯干三个部分，我就藏在它的躯干里。

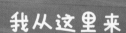

可以止血

在中医里，乌贼骨是一味很好的止血药。它含有的胶质、有机质等，可以在出血部位形成一层保护膜，让血液更快地凝结，因此起到止血的效果。

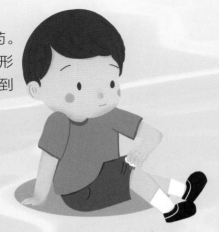

中和胃酸

乌贼骨当中含有碳酸钙，有中和胃酸的作用，对胃酸过多引起的消化道溃疡、消化不良等有很好的缓解效果。

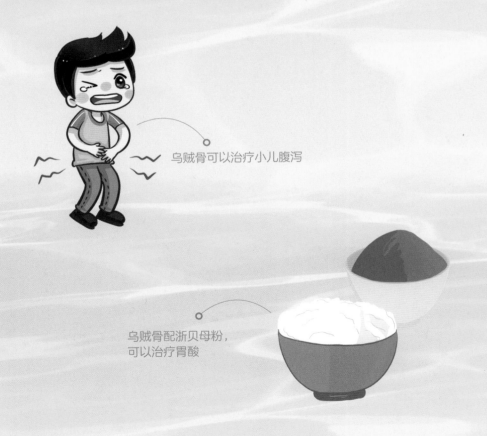

乌贼骨可以治疗小儿腹泻

乌贼骨配浙贝母粉，可以治疗胃酸

营养又好吃的乌贼肉

乌贼骨是治病良药，乌贼肉则滑滑嫩嫩，营养又好吃。乌贼也称为墨鱼，下面一起看看墨鱼丸的做法吧。

材料：鲜墨鱼，盐、糖、胡椒粉、香油、面粉

第一步：鲜墨鱼去皮洗净，切成小块后打成泥，加适量盐、糖、胡椒粉和香油，拌到起胶，再加适量面粉拌匀

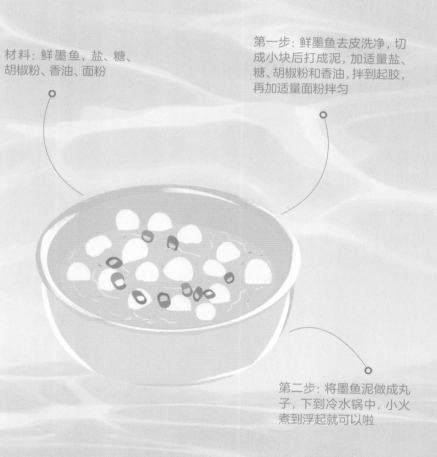

第二步：将墨鱼泥做成丸子，下到冷水锅中，小火煮到浮起就可以啦

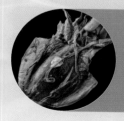

生活中的本草

吃乌贼的时候，可以将骨和肉一起炖煮。煮好之后，把乌贼骨挑出来，洗净后晾干，研成细末，受伤流血的时候，它可以发挥止血的作用呢。

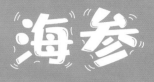

海参

补脑养血

海参，又被称为"海人参"，有很高的营养价值，一般以海底的藻类和浮游生物为食，全身长满肉刺，广布于世界各大海洋中。

【性味】味甘、咸，性温

【主治】神经衰弱，虚弱，劳累无力，肠燥便秘等

【功效】养血润燥，补脑益智，辅助睡眠，提高免疫力

听音频认本草

大火水煮

鲜海参除内脏

晒干

我是这样变成中药的

鲜海参被捕捞后，很快就会被加工成干海参，不然就会慢慢收缩变小，最后化成一摊汁水。鲜海参去除内脏之后，经大火水煮，然后晒干，就可以作为中药使用啦。

我从这里来

海参生活在深海的岩礁缝隙中或潜藏于石底。虽然它们长着尖尖的刺，其实并没有攻击敌人的能力。遇到敌人时，它们会把自己的内脏吐出来，以此保护自己，不久后还会长出新的内脏。海参不喜欢温度高的环境，所以到了夏天，海参会一直睡觉，不吃不动也不饿。睡觉的时候，为了保护自己，海参会让身体收缩变硬，别的小动物路过时，也会认为海参硬硬的不好吃。

促进生长

海参营养丰富，含有多种儿童生长发育所必需的物质。小朋友适量服用海参，对增加记忆、促进生长很有帮助哦。

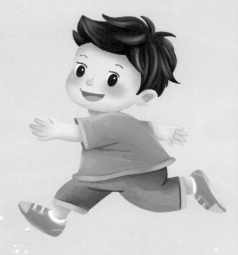

提高免疫力

海参含有丰富的蛋白质、精氨酸等营养物质，有助于提高身体免疫力，预防感冒等疾病。

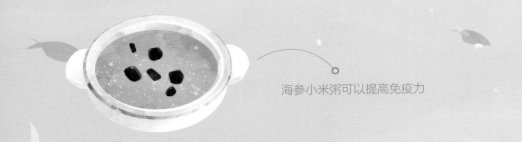

海参小米粥可以提高免疫力

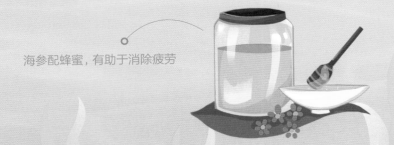

海参配蜂蜜，有助于消除疲劳

海参泡发有技巧

海参泡发是门技术活，处理不好就会影响口感，还会影响海参的营养价值。小朋友，一起了解一下海参的泡发方法吧。

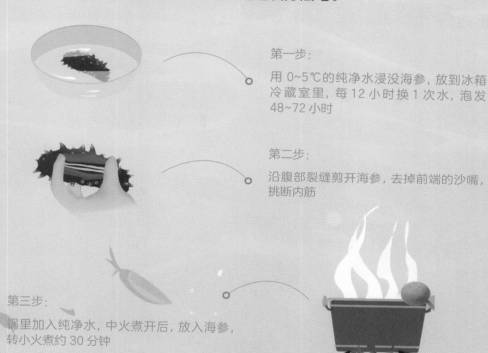

第一步：

用 0~5℃的纯净水浸没海参，放到冰箱冷藏室里，每 12 小时换 1 次水，泡发 48~72 小时

第二步：

沿腹部裂缝剪开海参，去掉前端的沙嘴，挑断内筋

第三步：

锅里加入纯净水，中火煮开后，放入海参，转小火煮约 30 分钟

第四步：

用纯净水浸泡煮好的海参，放入冰箱冷藏室储存 2 天，每 12 小时换 1 次水，之后就可以烹煮食用啦

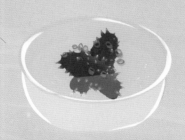

生活中的本草

海参体内含有自溶酶，遇到油时会自溶。因此泡发海参时要用纯净水，自来水中杂质较多，会导致海参化皮、发黏。海参烹饪以水煮、清炖、煮粥等方式为宜。

海浮石

清肺止咳

我是海浮石，因为我能浮在海面上，所有才有了这个名字。有人可能会问，你不过是一块石头，还有很多孔，像一个马蜂窝，怎么可以治病呢？其实，我的作用可不小，既能止渴降火，又能润肺止咳呢。

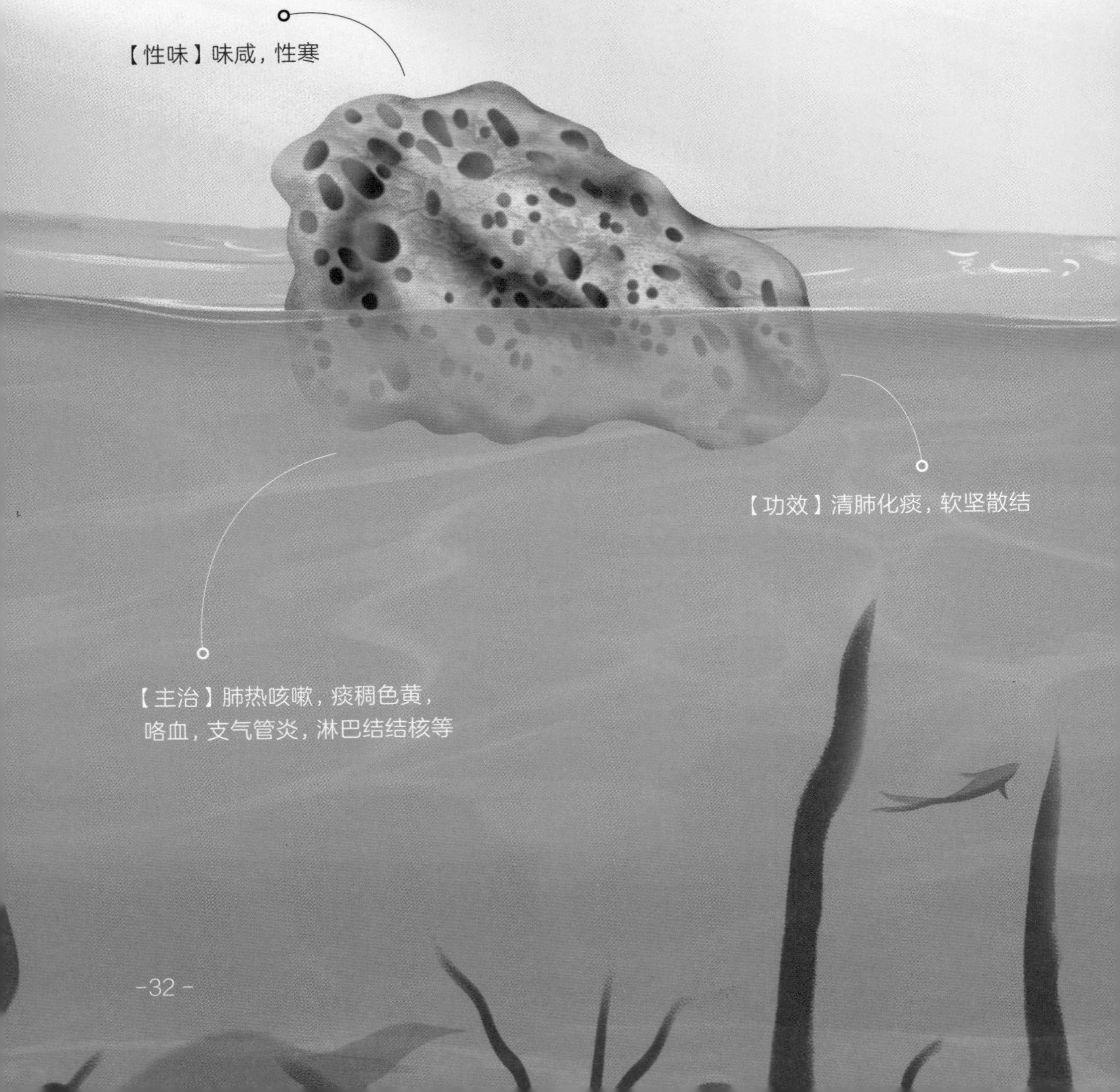

【性味】味咸，性寒

【功效】清肺化痰，软坚散结

【主治】肺热咳嗽，痰稠色黄，咯血，支气管炎，淋巴结结核等

听音频认本草

洗净

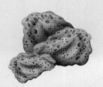

采收

晒干

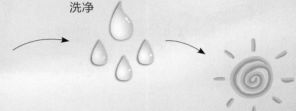

我是这样变成中药的

　　我通常漂浮在海面上，全年都可以采收。使用时，先把我洗净晒干，然后用水煮开就可以啦。

我从这里来

　　我是海浮石，是可以漂在海面上的石头。其实，我是火山岩浆遇到海水后冷却形成的，因为身体里有很多气孔，所以可以漂浮在水面上，听起来很奇妙吧。

治疗肺部疾病

用海浮石治疗肺部疾病的效果很好。一般的感冒咳嗽，医生会用麦冬、桔梗、枇杷叶等药材治疗，但是治疗较为严重的肺部疾病时，海浮石就可以发挥它的作用啦。

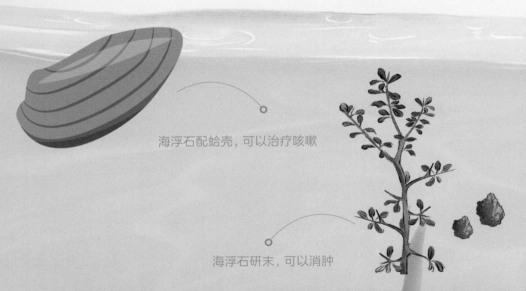

海浮石配蛤壳，可以治疗咳嗽

海浮石研末，可以消肿

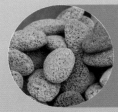

生活中的本草

中国的海浮石资源丰富，多产于北方沿海地区，如辽宁、山东等地。除了入药，海浮石也被用于建筑、园林、纺织业等。

海浮石煮水

海浮石最好的使用方式是煮水喝。

先用清水浸泡海浮石 1 小时，
然后熬煮 30 分钟，根据需要
加入其他中药，再熬 20 分钟
左右就可以啦

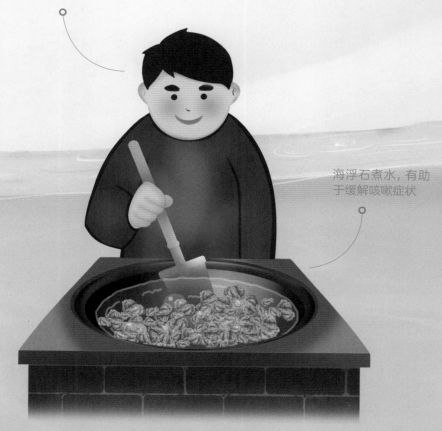

海浮石煮水，有助
于缓解咳嗽症状

石决明

清肝明目

我叫石决明，是鲍科动物的甲壳，外形是一个右旋的螺形贝壳。我有着深绿褐色的外表，壳内更是五彩斑斓，紫色、绿色、白色等颜色交相辉映，常常被用作装饰品。其实，我还是一味很好的药材，能够平肝、明目等。

【主治】肝阳上亢，头疼眩晕，视物昏花

【性味】味咸，性寒

【功效】平肝潜阳，清肝明目

晒干

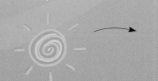

烧至酥脆

洗净外壳

放凉后碾碎

我是这样变成中药的

一般鲍鱼长到 2~3 年的时候，贝壳在 5 厘米左右，这个大小最适合入药。将我洗净、晒干，放入锅中加热，烧至酥脆时取出放凉、碾碎，就可以作为中药使用了。

我从这里来

我是石决明，来自鲍鱼的贝壳。鲍鱼生长缓慢，是珍贵的海洋动物。鲍鱼幼虫最开始是浮游生长的，之后才沉到海底成为幼鲍。一年后，鲍鱼壳可以长到 2~3 厘米，两年后可达 4~5 厘米。一个 10 厘米以上的鲍鱼，需要 6~7 年的生长时间。

清热明目

古人认为眼睛是肝的"窗户"。石决明可以清肝火，缓解肝火旺引起的目赤肿痛、视物模糊、畏光流泪等情况，从而起到明目的作用。

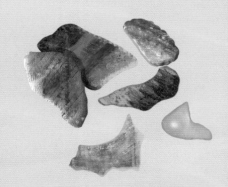

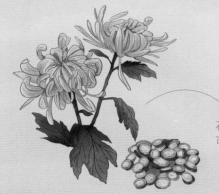

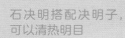

石决明搭配黄菊花、甘草，可以治疗眼睛怕光

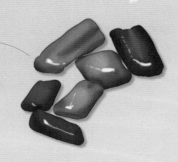

石决明搭配决明子，可以清热明目

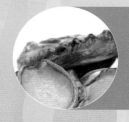

生活中的本草

无论是鲍鱼肉还是鲍鱼壳，都具有清热的功效。因此，平时四肢冰冷、怕冷怕风的人，或进食生冷食物后易腹泻、腹痛的人，要少吃鲍鱼肉或者服用石决明。

养肝明目鲍鱼汤

　　小朋友，如果你的爸爸妈妈因为工作原因经常熬夜，眼睛时常感到干涩的话，可以让他们熬一些鲍鱼汤喝哦。

【材料】鲍鱼 3 只，猪脊骨 250 克，黑豆 50 克，熟地 20 克，陈皮 1 瓣，生姜、盐各适量

【做法】将所有食材放入瓦罐，大火烧开后转小火煲 1 小时，调味即可

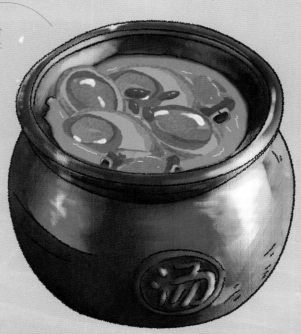

昆布

软坚散结

我是昆布，是海带科植物海带或者翅藻科植物昆布的干燥叶状体。我常出现在人们的饭桌上，但我其实也是一味中药，可以治疗咳嗽、水肿等。

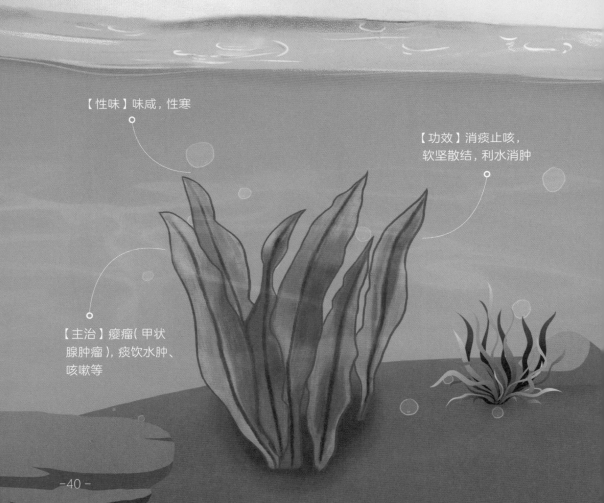

【性味】味咸，性寒

【功效】消痰止咳，软坚散结，利水消肿

【主治】瘿瘤（甲状腺肿瘤），痰饮水肿、咳嗽等

采收

捞出

听音频认本草

晒干

我是这样变成中药的

　　我在沿海地区很常见，每年的 5~10 月份是我品质最好的时候。夏秋时节，人们从海中将我捞出来，放在阳光下晒干后就可以食用啦。

我从这里来

　　我来自海带或者昆布，其中昆布生活在潮水线下 2~3 米的地方，因为我需要阳光进行光合作用，还需要从海水中吸收营养，所以浅海区是我最喜欢的地方。每年春天，在沿海地区的海岸边随处可以看见我。海带则附着生长于浅海海底的岩石等处。

治疗咳嗽

小朋友，昆布具有止咳平喘的作用，如果平时咳嗽的话，可以吃一些煮昆布哦。

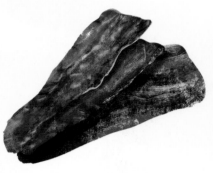

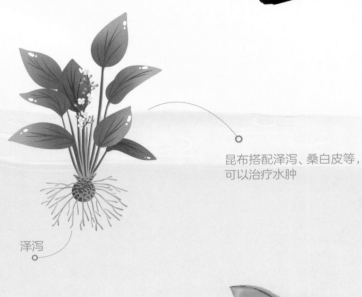

昆布搭配泽泻、桑白皮等，可以治疗水肿

泽泻

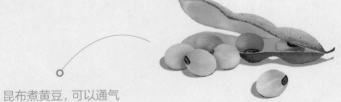

昆布煮黄豆，可以通气

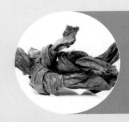

生活中的本草

昆布又被称为"黑菜""鹅掌菜""五掌菜"等，多分布于我国的辽宁、山东、浙江、福建等地，为冷水性海藻，最适宜的生长温度为2~7℃。

用昆布做高汤

　　高汤是烹饪时的常用辅料，主要有鸡高汤、猪高汤、蔬菜高汤等。用高汤代替水烹饪，可以让饭菜更有鲜味，味道更浓郁。

很多日式火锅店最简单的锅底，就是清水加昆布

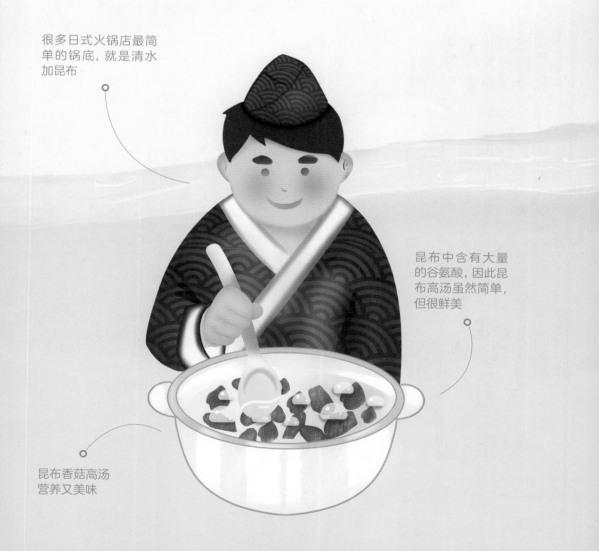

昆布中含有大量的谷氨酸，因此昆布高汤虽然简单，但很鲜美

昆布香菇高汤营养又美味

海藻
消肿抑菌

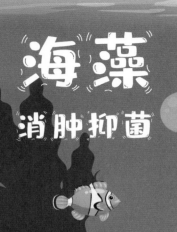

我是海藻。我在海中不开花、不结果，也没有种子，是植物界的隐花植物。广义上说，紫菜、苔条、裙带菜等都属于海藻；狭义上说，我是马尾藻科植物海蒿子或者羊栖菜的干燥藻体。在中医里，我还是一味药材，具有软坚散结、消肿抑菌等功效。

【性味】味苦、咸，性寒

【功效】软坚散结，利小便

【主治】痰饮水肿，瘿瘤，浮肿，脚气等

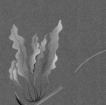

去掉杂质

洗净

听音频认本草

割取

我是这样变成中药的

晒干

我是一种营养价值较高的海洋植物，有着深褐色的外表。每年夏秋两季，人们从海中将我捞取或割取出来，去掉杂质后清洗干净，放在太阳下晒干就可以了。

我从这里来

我是海洋中的植物。我的种类有很多，但药用海藻大多属于马尾藻中的海蒿子或羊栖菜。我常出现在海边潮线下的岩石上。

可以抑菌

小朋友，海藻对大肠杆菌和金黄色葡萄球菌等均具有较好的抑菌效果，市面上甚至有添加海藻纤维成分的服装出售哦。

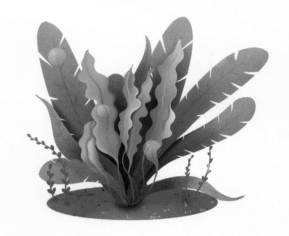

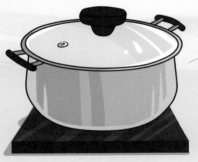

海藻煮酸梅，可以治疗咽炎

海藻冬瓜汤，可以润肺止咳

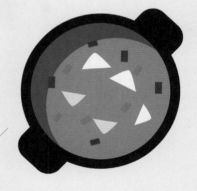

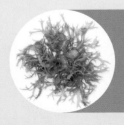

生活中的本草

海藻不宜多吃，否则容易导致肠胃不适。海藻和甘草不能同时服用，因为它们中的某些成分在一起可能会发生不良反应。

小身躯大营养

小小的海藻，生活在浩瀚无垠的海洋中，没有华丽的外表，却给我们提供了很多营养和价值。

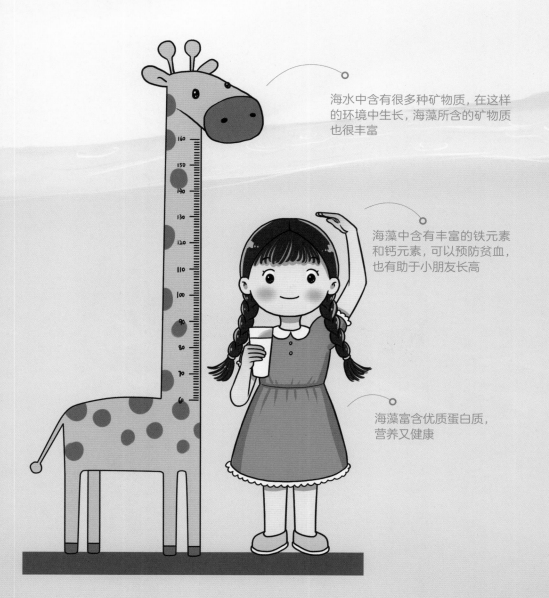

海水中含有很多种矿物质，在这样的环境中生长，海藻所含的矿物质也很丰富

海藻中含有丰富的铁元素和钙元素，可以预防贫血，也有助于小朋友长高

海藻富含优质蛋白质，营养又健康

泥鳅
强健脾胃

泥鳅既是一道美食，也是一味中药。它的营养价值很高，是生活中常见的营养美食之一。泥鳅还具有健脾养胃等功效，在中医里也有很大用处哦。

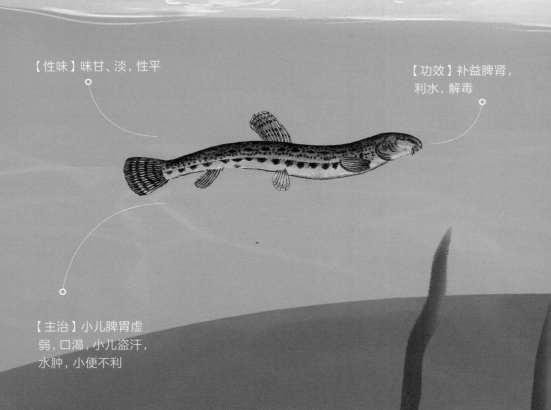

【性味】味甘、淡，性平

【功效】补益脾肾，利水，解毒

【主治】小儿脾胃虚弱，口渴，小儿盗汗，水肿，小便不利

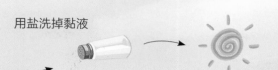

用盐洗掉黏液

晒干

听音频认本草

捕捞

磨成粉

我是这样变成中药的

泥鳅身上有很多黏液，最好用网捕捞。捕捞后，用盐洗掉黏液，然后晒干，再磨成粉，就可以作为中药使用了。

我从这里来

泥鳅主要生活在河流、水渠、池塘等水域的底层，行动敏捷。水源干涸时，泥鳅会钻到底层泥土中，等到有水之后再出来活动，生命力顽强。

治疗小儿盗汗

如果小朋友睡觉时冒虚汗，可以适量吃一些泥鳅

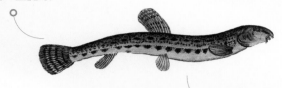

大人们一周吃1次，有利于身体健康

增强免疫力

泥鳅是高蛋白质、低脂肪的食物，能够补充营养，增强免疫力，有利于小朋友生长发育哦。

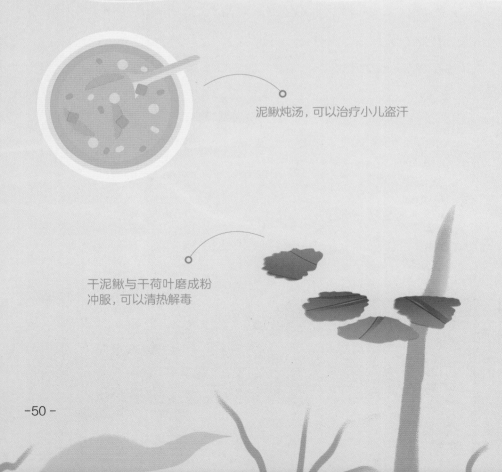

泥鳅炖汤，可以治疗小儿盗汗

干泥鳅与干荷叶磨成粉冲服，可以清热解毒

陆地的人参，湿地的泥鳅

　　泥鳅被称为"水中之参"，是一种蛋白质高、脂肪低、味道鲜美的食物，营养丰富，有助于强健身体。

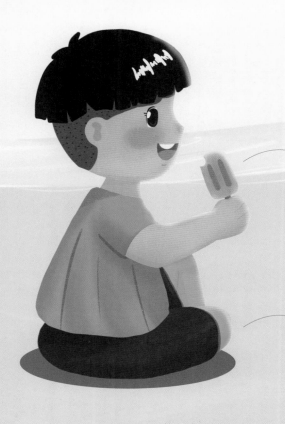

夏季天气闷热，有些小朋友会变得食欲不振，精神萎靡，这是体内湿气过重导致的

泥鳅不仅有助于排除湿热，还可以补钙，小朋友可以适当吃一些哦

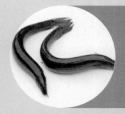

生活中的本草

鲜活的泥鳅可以多养几天，让它尽量把身体里的脏东西吐出来，然后再清洗烹制。

瓦楞子
治疗胃酸

我叫瓦楞子，是蚶科动物毛蚶、泥蚶或者魁蚶的贝壳。我的表面凹凸不平，粗糙又坚硬，住在海边的小朋友可以试着找一找我，嵌在海滩泥沙里的破碎贝壳可能就是我哦。

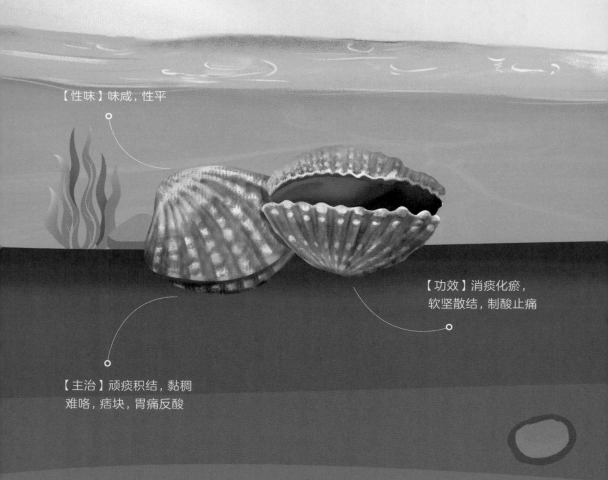

【性味】味咸，性平

【功效】消痰化瘀，软坚散结，制酸止痛

【主治】顽痰积结，黏稠难咯，痞块，胃痛反酸

听音频认本草

用火煅烧

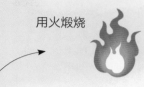

我是这样变成中药的

收集

磨成粉末

我最初只是普通的贝壳，要变成有价值的药材，需要"浴火重生"。经过火的煅烧，变得酥脆，可以被磨成粉末，更容易服用。我含有大量的磷酸钙，既能补钙壮骨，也能养胃。

我从这里来

我是毛蚶、泥蚶和魁蚶的外壳。这三种蚶长得很像，壳面向外鼓起，表面有很多粗糙凸起的"肋条"。沿海地区的沙滩上都有我的身影，如果你碰到外壳有明显线条感的贝壳，那应该就是我了。

蚶类主要生活在浅海底部的泥沙中，被海浪一推，可能就来到了海滩上。小朋友试着找找吧。

治疗胃酸

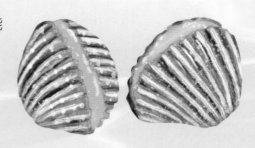

瓦楞子含有大量的磷酸钙，能补钙壮骨，还能中和胃酸，减轻胃溃疡的疼痛，促进溃疡愈合，恢复肠道健康。

软坚散结

小朋友，瓦楞子还具有软坚散结的作用，也就是让身体上出现的坚硬肿块、瘀血等软化、消失。

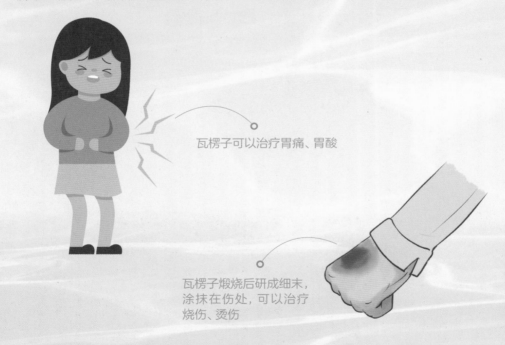

瓦楞子可以治疗胃痛、胃酸

瓦楞子煅烧后研成细末，涂抹在伤处，可以治疗烧伤、烫伤

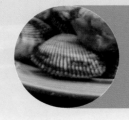

生活中的本草

瓦楞子也叫蚶壳、瓦屋子等，有很好的软坚散结、制酸止痛等作用，但也有一些服用禁忌，如孕妇、肝炎患者忌食。记得遵循医生建议，不要自行服用哦。

蚶肉蘸料，一口一个

　　每年冬至到第二年清明是蚶子的盛产期。这个时期的蚶肉鲜嫩爽滑，很适合做成美食。但是吃蚶肉的时候一定要注意食品卫生，必须完全煮熟后才可以食用，这一点非常重要。

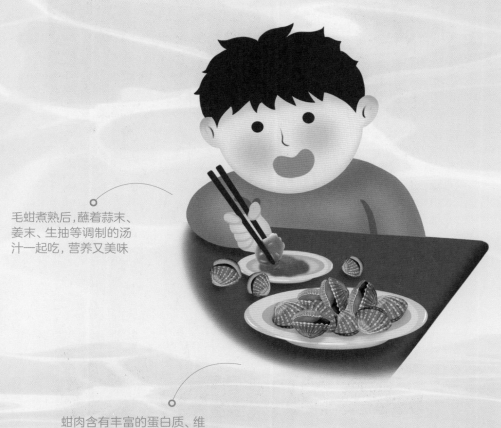

毛蚶煮熟后，蘸着蒜末、姜末、生抽等调制的汤汁一起吃，营养又美味

蚶肉含有丰富的蛋白质、维生素和磷、铁等营养元素

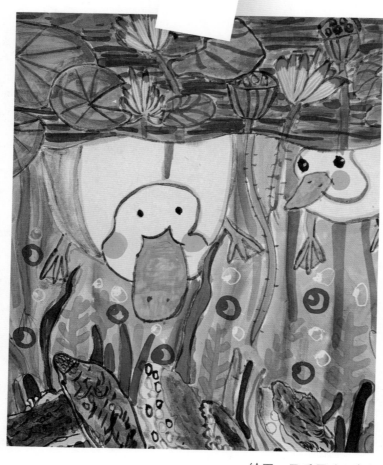

绘画：马千墨（7岁）